LES SECRETS POUR PERDRE DU GRAS EFFICACEMENT : GUIDE COMPLET POUR UNE PERTE DE POIDS DURABLE

Bella Maeva

SOMMAIRE

Chapitre 1

Introduction à la perte de poids efficace

La quête d'une silhouette plus svelte et d'une meilleure santé est un objectif partagé par de nombreuses personnes. Pourtant, il est souvent difficile de savoir par où commencer et comment maintenir une perte de poids durable. Ce chapitre présente une introduction complète sur les principes essentiels de la perte de gras efficace et durable.

La première étape pour comprendre la perte de poids efficace consiste à se familiariser avec le concept de balance énergétique. Notre corps fonctionne comme une machine complexe qui nécessite de l'énergie pour ses différentes fonctions, y compris les mouvements, la digestion et même la respiration. Lorsque nous consommons plus de calories que nous n'en dépensons, notre corps stocke l'excès sous forme de graisse. En revanche, lorsque nous dépensons plus de calories que nous n'en consommons, notre corps puise dans ces réserves pour compenser le déficit énergétique.

Pour perdre du gras efficacement, il est donc important de créer un déficit calorique, c'est-à-dire de consommer moins de calories que nous en dépensons. Cela peut être réalisé en ajustant notre alimentation et en augmentant notre niveau d'activité physique. Cependant, il est crucial de souligner que la qualité de notre alimentation est tout aussi importante que la quantité.

Une alimentation équilibrée, riche en nutriments essentiels, favorisera non seulement la perte de poids, mais également notre bien-être général. Les aliments riches en fibres, en protéines maigres, en graisses saines, ainsi que les fruits et légumes colorés, constituent les fondations d'un régime alimentaire sain et équilibré. Il est également essentiel de boire suffisamment d'eau pour maintenir une hydratation adéquate et favoriser une digestion optimale.

Outre l'alimentation, l'activité physique joue un rôle clé dans la perte de gras efficace et durable. L'exercice régulier permet d'augmenter notre dépense calorique, de renforcer nos muscles et d'améliorer notre métabolisme. L'objectif n'est pas seulement de brûler des calories pendant l'exercice, mais aussi d'augmenter notre métabolisme de base, ce qui signifie que notre corps continue de brûler des calories même au repos.

Il est important de choisir des activités physiques que nous apprécions et de les intégrer dans notre routine quotidienne de manière progressive. Que ce soit la marche, la course, la natation, le yoga ou la musculation, trouver une activité qui nous motive et nous fait sentir bien est la clé pour maintenir un mode de vie actif à long terme.

En conclusion de cette première partie du chapitre, nous avons introduit les principes fondamentaux de la perte de gras efficace et durable. Nous avons compris qu'il est essentiel de créer un déficit calorique en ajustant notre alimentation et en augmentant notre activité physique. De plus, nous avons souligné l'importance d'une alimentation équilibrée et de l'incorporation d'une activité physique que nous aimons dans notre routine quotidienne. Maintenant que nous avons posé les bases, explorons plus en détail les stratégies spécifiques pour perdre du gras efficacement dans la seconde partie de ce chapitre. Restez donc à l'écoute et découvrez les secrets pour une perte de poids durable ! Dans la seconde partie de ce chapitre, nous approfondirons les stratégies spécifiques pour perdre du gras efficacement. Maintenant que nous avons compris les principes de base de la perte de poids durable, il est temps d'explorer des moyens pratiques de mettre en œuvre ces principes dans notre vie quotidienne.

Tout d'abord, examinons de plus près notre alimentation. Pour créer un déficit calorique, il est important de surveiller notre apport calorique et de veiller à ce qu'il soit inférieur à notre dépense énergétique quotidienne. Cela peut être réalisé en adoptant une approche équilibrée et durable. Plutôt que de se priver de nourriture ou de suivre des régimes restrictifs, il est préférable de se concentrer sur des changements alimentaires durables et de longue durée.

Une méthode efficace pour contrôler notre apport calorique est de surveiller les portions que nous consommons. Il peut être facile de manger de plus grandes quantités que nécessaire, surtout si nous sommes habitués à des portions généreuses. En visualisant les quantités recommandées pour chaque groupe alimentaire, il est possible de mieux évaluer nos portions et de contrôler notre apport calorique.

De plus, privilégier les aliments frais et naturels est essentiel pour une alimentation équilibrée et saine. Les légumes, les fruits, les grains entiers, les protéines maigres et les graisses saines devraient constituer la base de notre alimentation. Ces aliments sont riches en nutriments essentiels, en fibres et en antioxydants, ce qui favorise la perte de poids tout en maintenant notre bien-être général.

En termes d'activité physique, il est essentiel d'adopter une approche progressive et adaptée à nos capacités et à nos préférences. Il est recommandé de pratiquer au moins 150 minutes d'activité d'intensité modérée chaque semaine, ce qui équivaut à environ 30 minutes par jour. Cela peut inclure des activités telles que la marche rapide, la natation, le vélo ou la danse.

En complément de l'exercice cardiovasculaire, il est également important d'inclure des séances d'entraînement de renforcement musculaire. En développant notre masse musculaire, nous augmentons notre métabolisme de base, ce qui signifie que notre corps brûle plus de calories, même au repos. Des exercices tels que la musculation, le yoga ou les exercices de poids corporel sont d'excellentes options pour renforcer nos muscles.

Enfin, il est crucial de souligner l'importance du repos et de la récupération dans notre programme de perte de poids. Le sommeil adéquat et la gestion du stress sont indispensables pour maintenir un équilibre hormonal optimal et favoriser une bonne régulation de notre appétit. Des techniques de relaxation, comme la méditation ou le yoga, peuvent également être bénéfiques pour réduire le stress et favoriser une relation saine avec la nourriture.

En conclusion, pour perdre du gras efficacement et de manière durable, il est essentiel de créer un déficit calorique en ajustant notre alimentation et en augmentant notre activité physique. En adoptant une approche équilibrée et durable, en surveillant nos portions, en privilégiant les aliments naturels et en combinant l'exercice cardiovasculaire avec des séances de renforcement musculaire, nous pouvons atteindre nos objectifs de perte de poids de manière saine et réaliste.

Dans le prochain chapitre, nous explorerons en détail des conseils et des stratégies supplémentaires pour une perte de poids efficace et durable. Restez donc à l'écoute et préparez-vous à découvrir des astuces pratiques pour atteindre votre objectif de perte de poids !

Chapitre 2

Comprendre le métabolisme

Ce chapitre explore le fonctionnement du métabolisme et son rôle crucial dans la perte de poids efficace.

Lorsque nous parlons de perdre du gras de manière efficace et durable, il est essentiel de comprendre le fonctionnement de notre métabolisme. Le métabolisme est un ensemble de processus chimiques qui se déroulent en permanence dans notre corps pour maintenir nos fonctions vitales. Il joue un rôle crucial dans la régulation de notre poids et de notre composition corporelle.

Le métabolisme de base, également appelé métabolisme au repos, représente la quantité d'énergie nécessaire à notre organisme pour fonctionner au repos. Il s'agit de l'énergie que notre corps dépense pour maintenir ses fonctions vitales telles que la respiration, la digestion, la circulation sanguine et le maintien de la température corporelle. Chacun a un métabolisme de base différent, déterminé par des facteurs génétiques, mais également influencé par des éléments tels que l'âge, le sexe et la composition corporelle.

Le métabolisme est alimenté par les calories présentes dans notre alimentation. Les calories sont des unités d'énergie qui nous fournissent le carburant nécessaire pour vivre. Lorsque nous consommons plus de calories que notre corps n'en a besoin, l'excès est stocké sous forme de graisse, ce qui entraîne une prise de poids. À l'inverse, lorsque nous consommons moins de calories que notre métabolisme de base, notre corps est contraint de puiser dans ses réserves de graisse pour compenser le déficit énergétique, ce qui entraîne une perte de poids.

Le métabolisme peut être influencé par plusieurs facteurs, notamment notre masse musculaire, nos niveaux d'activité physique, notre alimentation et notre style de vie global. En effet, le tissu musculaire est plus actif sur le plan métabolique que le tissu adipeux, ce qui signifie qu'une masse musculaire plus importante peut augmenter notre métabolisme et nous aider à brûler davantage de calories, même au repos.

L'activité physique joue également un rôle crucial dans le fonctionnement de notre métabolisme. Lorsque nous nous engageons dans une activité physique régulière, notre corps brûle des calories supplémentaires pour répondre aux besoins énergétiques accrus. De plus, l'exercice peut stimuler notre métabolisme pendant plusieurs heures après l'effort, grâce à un phénomène appelé « effet postcombustion ». Cela signifie que nous continuons à brûler des calories même après avoir terminé notre séance d'entraînement.

Notre alimentation influence également notre métabolisme. Certains aliments, comme les aliments riches en protéines, peuvent augmenter légèrement notre métabolisme en raison de la dépense énergétique nécessaire à leur digestion. D'autres facteurs alimentaires, tels que la consommation régulière de repas équilibrés et la limitation des aliments transformés riches en calories vides, peuvent également contribuer à maintenir un métabolisme sain.

En résumé, le métabolisme joue un rôle crucial dans la perte de poids efficace. Comprendre son fonctionnement nous permet de prendre des mesures pour le stimuler de manière naturelle et atteindre nos objectifs de perte de poids de manière durable. Dans la deuxième partie de ce chapitre, nous explorerons des stratégies pratiques pour optimiser notre métabolisme et maximiser nos chances de réussir dans notre quête de perte de gras efficace. Restez à l'écoute pour découvrir ces précieux secrets dans la suite de ce chapitre captivant. Dans la deuxième partie de ce chapitre, nous allons explorer des stratégies pratiques pour optimiser notre métabolisme et maximiser nos chances de réussir dans notre quête de perte de gras efficace. En comprenant les mécanismes qui régulent notre métabolisme, nous serons mieux équipés pour prendre des décisions éclairées en matière de nutrition et d'activité physique.

Tout d'abord, il est important de noter que la masse musculaire joue un rôle clé dans l'augmentation de notre métabolisme. Le tissu musculaire est plus actif métaboliquement que le tissu adipeux, ce qui signifie que plus nous avons de masse musculaire, plus notre métabolisme sera élevé. Par conséquent, intégrer des exercices de renforcement musculaire dans notre routine d'entraînement peut être bénéfique pour stimuler notre métabolisme. Des exercices tels que la musculation, les entraînements en circuit et le yoga peuvent aider à développer et à maintenir une masse musculaire saine.

En plus de l'exercice, l'alimentation joue également un rôle crucial dans l'optimisation du métabolisme. Un régime équilibré comprenant une variété d'aliments nutritifs est essentiel pour maintenir un métabolisme sain. Les aliments riches en fibres, comme les fruits, les légumes et les céréales complètes, peuvent aider à stimuler la digestion et augmenter légèrement le métabolisme. De plus, la consommation régulière de repas équilibrés tout au long de la journée peut maintenir un niveau d'énergie stable et éviter les fluctuations de la glycémie, ce qui pourrait perturber le métabolisme.

En ce qui concerne les boissons, il est important de noter que la déshydratation peut avoir un impact négatif sur le métabolisme. Boire suffisamment d'eau tout au long de la journée peut aider à maintenir un métabolisme optimal. Il est recommandé de consommer au moins 8 verres d'eau par jour, voire plus si vous faites de l'exercice intensif ou si vous vivez dans un climat chaud.

En plus de l'exercice et de l'alimentation, le sommeil joue également un rôle crucial dans la régulation du métabolisme. Le manque de sommeil peut perturber les hormones qui régulent la faim et la satiété, ce qui peut entraîner une prise de poids et une diminution du métabolisme. Il est recommandé d'avoir entre 7 et 9 heures de sommeil de qualité par nuit pour favoriser un métabolisme sain.

Enfin, il est important de souligner que chaque personne est unique et que ce qui fonctionne pour une personne peut ne pas fonctionner pour une autre en termes de métabolisme et de perte de poids. Il est donc essentiel d'être à l'écoute de notre propre corps et d'expérimenter avec différents types d'aliments et d'activités physiques pour trouver ce qui fonctionne le mieux pour nous. La clé est de trouver un équilibre qui nous convient et de maintenir des habitudes saines à long terme.

En conclusion, pour perdre du gras efficacement, il est crucial de comprendre le fonctionnement de notre métabolisme. En intégrant des stratégies telles que l'exercice régulier, une alimentation équilibrée, une hydratation adéquate, un sommeil suffisant et une écoute attentive de notre corps, nous pouvons optimiser notre métabolisme et maximiser nos chances de réussir notre quête de perte de poids durable. N'oublions pas que chaque petit pas compte dans notre parcours vers une vie plus saine et plus équilibrée.

Chapitre 3

Établir des objectifs réalistes

Apprenez à fixer des objectifs de perte de poids réalistes et atteignables pour garantir votre succès à long terme.

La perte de poids est souvent considérée comme un défi difficile à relever. Entre les régimes à la mode, les pilules miracles et les promesses irréalistes, il est facile de se perdre dans la quête d'une silhouette idéale. Cependant, fixer des objectifs réalistes et réalisables est la clé pour obtenir des résultats durables et vous rapprocher de votre poids idéal.

La première étape pour établir des objectifs réalistes est de prendre en compte votre situation actuelle. Il est essentiel de comprendre votre poids actuel, votre composition corporelle et toute condition médicale préexistante qui pourrait influencer votre perte de poids. Consultez un professionnel de la santé pour obtenir des conseils personnalisés et adaptés à votre profil.

Une fois que vous avez une vision claire de votre situation, il est important de définir un objectif à court terme qui soit réaliste et atteignable. Fixez-vous des objectifs qui peuvent être mesurés, tels que la perte de poids de 1 à 2 kilos par semaine. Cela permettra de garder votre motivation intacte tout en évitant l'effet yo-yo si fréquent lors de régimes drastiques.

En outre, il est crucial de prendre en compte d'autres aspects de votre vie, tels que votre emploi du temps chargé ou vos responsabilités familiales. Fixer des objectifs qui tiennent compte de ces facteurs externes vous aideront à maintenir votre engagement sur le long terme. Par exemple, si vous avez peu de temps à consacrer à l'exercice, commencez par de petites séances de seulement 15 minutes par jour.

Il est également important d'adopter une approche progressive dans l'élaboration de vos objectifs. Plutôt que de viser une perte de poids rapide, concentrez-vous sur des étapes intermédiaires qui vous permettront d'apprécier les progrès accomplis. Par exemple, fixez-vous comme objectif de réduire votre tour de taille d'un centimètre chaque semaine. Cela vous permettra de rester motivé et d'apprécier les résultats tangibles de vos efforts.

Enfin, n'oubliez pas que la perte de poids durable ne se limite pas à des chiffres sur une balance. Il est essentiel de prendre en compte votre bien-être global, tant physique que mental. Fixez-vous des objectifs qui tiennent compte de votre forme physique globale, de votre niveau d'énergie et de votre estime de soi. Lorsque vous vous sentez bien dans votre peau, il est plus facile de maintenir des habitudes de vie saines à long terme.

En conclusion de cette première partie du chapitre, nous avons vu l'importance de fixer des objectifs de perte de poids réalistes et atteignables. En considérant votre situation actuelle, en établissant des objectifs à court terme mesurables, en tenant compte de votre mode de vie et en adoptant une approche progressive, vous vous donnez les meilleures chances de réussite à long terme. La suite de ce chapitre se concentrera sur les stratégies spécifiques pour atteindre vos objectifs de perte de poids de manière durable. Une fois que vous avez établi des objectifs réalistes pour votre perte de poids, il est temps de passer à l'action. Dans cette deuxième partie du chapitre, nous allons explorer quelques stratégies spécifiques pour vous aider à atteindre vos objectifs de manière durable.

Tout d'abord, concentrez-vous sur votre alimentation. Adopter une alimentation équilibrée et nutritive est essentiel pour perdre du gras de manière efficace. Évitez les aliments transformés et riches en calories vides, tels que les snacks sucrés et les boissons gazeuses. Optez plutôt pour des aliments frais, riches en nutriments tels que les fruits, les légumes, les protéines maigres, les grains entiers et les graisses saines.

Une autre stratégie importante est de contrôler les portions. Même les aliments sains peuvent entraîner une prise de poids si vous en consommez en excès. Apprenez à écouter votre corps et à reconnaître les signaux de faim et de satiété. Mangez lentement et savourez chaque bouchée afin de vous sentir rassasié sans trop manger.

L'hydratation est également un élément clé de la perte de poids. Boire suffisamment d'eau contribue à maintenir votre métabolisme actif et aide à contrôler votre appétit. Essayez de boire au moins 8 verres d'eau par jour et évitez les boissons sucrées ou alcoolisées qui ajoutent des calories sans valeur nutritionnelle.

En plus de l'alimentation, l'exercice régulier est indispensable pour brûler les graisses et tonifier votre corps. Trouvez une activité physique qui vous plaît et intégrez-la dans votre routine quotidienne. Que ce soit la marche, la course à pied, la natation, le yoga ou la musculation, l'important est de choisir une activité que vous appréciez et que vous pouvez faire régulièrement. Visez à faire au moins 150 minutes d'exercice d'intensité modérée chaque semaine, ou 75 minutes d'exercice intense.

Il est également important de rester motivé et de vous entourer de soutien. Trouvez un partenaire d'entraînement ou rejoignez un groupe de soutien pour partager vos succès et surmonter les défis ensemble. Fixez-vous des objectifs à court terme pour vous donner une sensation d'accomplissement régulière, et récompensez-vous lorsque vous atteignez ces objectifs.

Enfin, ne vous découragez pas en cas de revers. La perte de poids est un processus, et il est normal de rencontrer des obstacles en cours de route. Apprenez à voir ces moments difficiles comme des opportunités pour grandir et vous améliorer au lieu de vous laisser décourager. Restez persévérant et concentrez-vous sur vos objectifs à long terme.

En concluant ce chapitre, il est important de souligner qu'atteindre et maintenir un poids santé est un voyage individuel. Chacun a des besoins et des objectifs différents, il est donc essentiel de trouver ce qui fonctionne le mieux pour vous. En suivant ces stratégies et en restant fidèle à vos objectifs réalistes, vous serez sur la bonne voie pour une perte de poids durable et une meilleure santé globale.

Le prochain chapitre abordera les différentes méthodes d'entrainement physique et les programmes alimentaires recommandés pour favoriser la perte de poids. Restez à l'écoute pour découvrir des conseils pratiques et des informations utiles pour vous aider dans votre parcours de perte de poids.

Chapitre 4

L'importance de l'alimentation équilibrée

Découvrez comment adopter une alimentation équilibrée pour maximiser votre perte de gras tout en restant en bonne santé.

Lorsqu'il s'agit de perdre du gras efficacement et durablement, l'alimentation joue un rôle primordial. Bien que l'activité physique soit également essentielle, c'est ce que vous mettez dans votre assiette qui peut faire la différence. Une alimentation équilibrée vous permettra non seulement de perdre du poids, mais aussi de vous sentir en forme et d'améliorer votre santé globale.

Tout d'abord, il est important de comprendre ce qu'est une alimentation équilibrée. Elle est caractérisée par une consommation adéquate de macronutriments tels que les protéines, les glucides et les lipides, ainsi que de micronutriments tels que les vitamines et les minéraux. En adoptant une alimentation équilibrée, votre corps recevra tous les nutriments nécessaires pour fonctionner de manière optimale.

Lorsque vous cherchez à perdre du gras, il peut être tentant de suivre des régimes restrictifs, promettant une perte de poids rapide. Cependant, ces approches sont souvent peu durables et peuvent mettre votre santé en danger. Une alimentation équilibrée vise à nourrir votre corps de manière adéquate, sans vous priver de nutriments essentiels.

Pour commencer à adopter une alimentation équilibrée, il est recommandé de consommer une variété d'aliments provenant de différentes catégories. Les fruits et légumes doivent être au centre de votre assiette, car ils sont riches en vitamines, minéraux et fibres. Les protéines maigres, comme le poisson, la volaille et les légumineuses, sont également importantes pour maintenir votre masse musculaire tout en favorisant la combustion des graisses.

Les glucides complexes, tels que ceux trouvés dans les céréales complètes, les légumes et les légumineuses, devraient également être inclus dans votre alimentation. Ces sources de glucides contiennent des fibres qui favorisent la satiété et aident à réguler votre appétit.

Concernant les lipides, il est important de choisir les bonnes sources. Optez pour des graisses saines comme celles présentes dans les avocats, les noix et les huiles végétales, tout en évitant les aliments riches en graisses saturées et en gras trans, tels que les aliments frits et les produits transformés.

En plus de manger les bons aliments, il est également essentiel de surveiller les portions et de pratiquer la modération. Même avec une alimentation équilibrée, manger en excès peut entraver vos objectifs de perte de poids. Prenez le temps de vous écouter et d'identifier les signaux de faim et de satiété de votre corps.

Enfin, n'oubliez pas l'importance de l'hydratation. Boire suffisamment d'eau tout au long de la journée est essentiel pour maintenir votre métabolisme en bonne santé et favoriser la perte de poids. De plus, l'eau aide à éliminer les toxines de votre corps et contribue à l'apparence de votre peau.

Maintenant que vous comprenez l'importance d'une alimentation équilibrée pour maximiser votre perte de gras, il est temps de passer à la pratique. Dans la deuxième moitié de ce chapitre, nous vous dévoilerons des astuces concrètes pour appliquer ces principes dans votre vie quotidienne. Attendez-vous à des conseils pour la planification des repas, l'établissement d'une liste d'épicerie saine et la gestion des envies. Continuez à lire et découvrez comment faire de votre alimentation un allié puissant dans votre parcours vers une perte de poids durable et améliorée.

(Note: This is the end of the first half of the chapter. Please do not write a conclusion or summarize the content. Thank you.)Maintenant que vous comprenez l'importance d'une alimentation équilibrée pour maximiser votre perte de gras, il est temps de passer à la pratique. Dans la deuxième moitié de ce chapitre, nous vous dévoilerons des astuces concrètes pour appliquer ces principes dans votre vie quotidienne. Attendez-vous à des conseils pour la planification des repas, l'établissement d'une liste d'épicerie saine et la gestion des envies.

La première astuce pour adopter une alimentation équilibrée est de planifier vos repas à l'avance. En connaissant à l'avance les aliments que vous allez consommer, vous pouvez vous assurer de choisir des options saines et équilibrées. Prenez le temps de préparer une liste de repas pour la semaine et faites les courses en conséquence. Cela vous permettra de résister aux tentations de dernière minute et d'éviter de vous tourner vers des aliments transformés et peu nutritifs.

Une autre astuce importante est de privilégier les aliments frais et non transformés. Les aliments transformés sont souvent riches en sucres ajoutés, en graisses saturées et en calories vides. Optez plutôt pour des aliments entiers tels que des légumes, des fruits, des céréales complètes, des protéines maigres et des sources saines de matières grasses. Préparez vos repas à partir de ces ingrédients de base et évitez les aliments pré-emballés et les plats cuisinés.

La gestion des envies est également un facteur clé dans une alimentation équilibrée. Il est normal de ressentir des envies de temps en temps, mais il est important de les contrôler pour ne pas compromettre vos objectifs de perte de poids. Essayez de trouver des alternatives saines à vos envies, comme des fruits frais pour combler une envie de sucré ou des légumes croquants pour satisfaire une envie de salé. Vous pouvez également vous accorder de petits plaisirs de temps en temps, mais veillez à le faire avec modération.

Une autre astuce pour une alimentation équilibrée est de privilégier les repas faits maison. En cuisinant vos propres repas, vous avez un contrôle total sur les ingrédients que vous utilisez. Vous pouvez ainsi éviter les additifs alimentaires, les excès de sel et de sucre présents dans de nombreux plats préparés. Investissez dans des ustensiles de cuisine de base et recherchez des recettes saines et équilibrées pour vous aider à démarrer.

Enfin, ne négligez pas l'importance de la patience et de la persévérance. Adopter une alimentation équilibrée demande du temps et de l'effort, mais les résultats en valent la peine. Gardez à l'esprit que la perte de poids durable ne se fait pas du jour au lendemain, mais plutôt à travers des habitudes alimentaires saines et une approche équilibrée. Soyez patient, continuez à travailler sur votre alimentation et vous verrez progressivement les changements se produire.

En conclusion, une alimentation équilibrée est essentielle pour maximiser votre perte de gras tout en restant en bonne santé. En adoptant une alimentation équilibrée, composée d'aliments frais et non transformés, planifiée à l'avance et faite maison, vous fournissez à votre corps les nutriments dont il a besoin pour fonctionner de manière optimale. La gestion des envies et la patience sont également des facteurs clés dans votre parcours vers une perte de poids durable. Continuez à lire et à appliquer les conseils de ce guide pour faire de votre alimentation un allié puissant dans votre quête de perte de poids efficace et durable.

Chapitre 5

Brûler des calories grâce à l'exercice

Dans notre quête pour perdre du gras efficacement et atteindre une perte de poids durable, l'exercice joue un rôle essentiel. En effet, non seulement il nous permet de brûler des calories, mais il contribue également à accélérer notre métabolisme. Dans ce chapitre, nous allons explorer les différents types d'exercices efficaces pour atteindre ces objectifs.

Tout d'abord, il est important de souligner qu'il n'y a pas de méthode unique pour brûler des calories. La combinaison de différentes formes d'exercice est souvent la clé du succès. L'exercice aérobie, par exemple, est particulièrement efficace pour brûler des calories et favoriser la perte de poids. Il comprend des activités telles que la course à pied, la natation, le vélo et la danse. En pratiquant ces exercices, vous augmentez votre fréquence cardiaque, ce qui stimule votre métabolisme et vous aide à brûler davantage de calories.

Une autre forme d'exercice qui peut vous aider à brûler des calories est la musculation. Bien que certains puissent penser que cette pratique est réservée aux athlètes ou aux culturistes, elle offre de nombreux avantages pour ceux qui cherchent à perdre du poids. La musculation augmente la masse musculaire, ce qui augmente à son tour votre métabolisme de base. Cela signifie que même au repos, vous brûlerez plus de calories qu'auparavant. De plus, en développant votre musculature, vous obtiendrez une silhouette plus tonique et harmonieuse.

Pour brûler des calories efficacement, il est également important de prendre en compte l'intensité de vos exercices. L'entraînement par intervalles à haute intensité (HIIT) est une méthode de plus en plus populaire pour atteindre cet objectif. Cette approche consiste à alterner des périodes d'exercice intense avec des périodes de récupération active. Par exemple, vous pouvez faire des sprints de 30 secondes suivis de 30 secondes de marche rapide. Cette méthode permet de brûler des calories pendant l'entraînement, mais aussi après, grâce à l'effet « post-combustion ».

En plus de ces formes d'exercice, il existe également des activités simples que vous pouvez intégrer à votre quotidien pour brûler des calories supplémentaires. Marcher régulièrement, prendre les escaliers au lieu de l'ascenseur, jardiner ou faire du ménage sont autant d'occasions de bouger davantage et de stimuler votre métabolisme.

Avant de conclure cette première partie du chapitre, il est essentiel de rappeler que la pratique régulière de l'exercice est primordiale pour obtenir des résultats durables. N'oubliez pas de consulter un professionnel de la santé avant de commencer tout programme d'exercice, surtout si vous avez des problèmes de santé ou des blessures antérieures.

Dans la seconde moitié de ce chapitre, nous aborderons en détail différentes stratégies pour maximiser vos résultats lors de l'exercice, l'importance d'une alimentation équilibrée et comment harmoniser vos habitudes de vie pour une perte de poids durable. Soyez prêt à explorer de nouvelles perspectives et à découvrir des conseils pratiques qui vous aideront à franchir des étapes supplémentaires sur le chemin de votre objectif. Restez attentif, car ce qui suit peut changer votre façon de concevoir l'exercice en relation avec la perte de poids.

Stay tuned ! Dans cette seconde moitié du chapitre, nous allons aborder différentes stratégies pour maximiser vos résultats lors de l'exercice, l'importance d'une alimentation équilibrée et comment harmoniser vos habitudes de vie pour une perte de poids durable.

Lorsque vous vous lancez dans un programme d'exercice pour brûler des calories et perdre du gras, il est important d'inclure une variété d'activités dans votre routine. Cela permet de travailler différents groupes musculaires et d'éviter la monotonie, ce qui peut vous décourager. L'entraînement croisé, par exemple, consiste à alterner entre différents types d'exercices tels que la course, la natation, le vélo et la musculation. Cela vous permet de travailler différentes parties de votre corps tout en brûlant des calories de manière efficace.

Une autre stratégie pour maximiser vos résultats est de vous fixer des objectifs réalistes et mesurables. Par exemple, au lieu de simplement dire que vous voulez perdre du poids, définissez un objectif spécifique tel que perdre 1 kilogramme par semaine. Cela vous permettra de suivre votre progression et de rester motivé tout au long de votre démarche.

En plus de l'exercice, une alimentation équilibrée est essentielle pour atteindre une perte de poids durable. Assurez-vous de consommer suffisamment de fruits, de légumes, de protéines maigres et de glucides complexes.

Évitez les aliments transformés riches en gras et en sucre. Il est également important de bien s'hydrater tout au long de la journée en buvant suffisamment d'eau.

Pour maximiser les effets de l'exercice, il est recommandé de s'entraîner à une intensité modérée à élevée. Cela signifie que vous devez vous entraîner à un niveau où vous pouvez ressentir une augmentation de votre fréquence cardiaque et une légère difficulté à parler. N'hésitez pas à consulter un coach sportif ou un professionnel de la santé pour vous aider à déterminer l'intensité adaptée à vos besoins et à votre condition physique.

La récupération est également un aspect important à prendre en compte lorsque vous visez une perte de poids durable grâce à l'exercice. Accordez-vous des jours de repos pour permettre à votre corps de se reposer et de récupérer. Lorsque vous vous reposez, vos muscles reconstruisent et se renforcent, ce qui favorise une meilleure composition corporelle.

Enfin, harmoniser vos habitudes de vie est essentiel pour atteindre une perte de poids durable. Cela inclut de bien dormir, de gérer le stress et d'éviter les comportements malsains tels que fumer ou consommer de l'alcool en excès. Prenez soin de votre corps dans son ensemble pour favoriser une santé optimale.

En conclusion, pour brûler des calories efficacement et atteindre une perte de poids durable, il est important d'inclure une variété d'exercices dans votre routine, de vous fixer des objectifs réalistes et mesurables, de suivre une alimentation équilibrée, de s'entraîner à une intensité appropriée, de permettre une récupération adéquate et d'harmoniser vos habitudes de vie. Continuez à explorer de nouvelles perspectives et à découvrir des conseils pratiques pour vous aider à atteindre vos objectifs. Restez motivé et persévérant dans votre démarche, car chaque petite action compte sur le chemin de votre perte de poids. Préparez-vous à une transformation positive et à une vie plus saine !

Chapitre 6

Surmonter les défis psychologiques

Découvrez des stratégies pour surmonter les obstacles mentaux et garder une attitude positive tout au long de votre voyage vers la perte de gras.

Perdre du gras efficacement est bien plus qu'un simple défi physique. C'est un voyage qui demande également une force mentale et une attitude positive. Dans ce chapitre, nous explorerons les défis psychologiques auxquels vous pourriez être confronté lors de votre quête de perte de poids et vous fournirons des stratégies pour les surmonter.

Lorsque vous commencez à poursuivre vos objectifs de perte de gras, il est important de comprendre que vous allez rencontrer des hauts et des bas. Des moments de motivation intense peuvent vite être suivis par des périodes de découragement. C'est tout à fait normal et il est essentiel d'entretenir une attitude positive pour continuer à avancer.

La première stratégie pour surmonter ces défis mentaux consiste à clarifier vos motivations. Demandez-vous pourquoi vous voulez perdre du gras et gardez ces raisons à l'esprit tout au long de votre parcours. Que ce soit pour des raisons de santé, d'estime de soi, ou tout simplement pour vous sentir mieux dans votre peau, maintenez le focus sur vos motivations les plus profondes pour garder votre attitude positive.

Un autre défi psychologique fréquent est la tentation. Il est normal de faire face à des envies de nourriture non saine ou de sauter une séance d'entraînement. Dans de tels moments, il est important de trouver des stratégies pour faire face à ces tentations. Par exemple, vous pourriez vous engager à remplacer ces envies par des aliments sains ou à vous récompenser d'une autre manière, comme en vous offrant une séance de massage ou en vous accordant du temps pour une activité que vous aimez. Trouver des alternatives positives et saines pour répondre à ces tentations est essentiel pour rester sur la bonne voie.

La gestion du stress est également un aspect essentiel pour garder une attitude positive lors de votre voyage vers la perte de gras. Le stress peut souvent conduire à des comportements alimentaires émotionnels ou à la baisse de motivation. Trouver des méthodes de gestion du stress qui vous conviennent est crucial. Que ce soit à travers la méditation, le yoga, l'exercice, ou même lire un bon livre, prenez le temps de vous détendre et de déstresser chaque jour.

Enfin, entourez-vous de soutien. La recherche montre que les personnes qui ont un soutien social sont plus susceptibles de réussir à perdre du poids. Trouvez des partenaires d'entraînement, rejoignez des groupes de soutien ou partagez simplement vos objectifs avec vos proches. Être entouré d'une communauté encourageante peut vous aider à rester motivé et à garder une attitude positive tout au long de votre parcours.

Ces stratégies sont les premiers pas vers la surmonte des défis psychologiques que vous pourriez rencontrer lors de votre voyage vers la perte de gras. Gardez à l'esprit l'importance d'une attitude positive, de la gestion du stress et du soutien social. Dans la seconde moitié de ce chapitre, nous explorerons d'autres moyens de renforcer votre force mentale et de surmonter les obstacles qui se dressent sur votre chemin. Jusqu'à présent, vous avez les clés pour commencer à maintenir votre motivation et à garder le cap. Souvenez-vous de ces stratégies et demeurez confiant, car le meilleur reste à venir. Dans la seconde moitié de ce chapitre, nous approfondirons davantage les moyens de renforcer votre force mentale et de surmonter les obstacles qui peuvent se dresser sur votre chemin lors de votre voyage vers la perte de gras. Vous avez déjà les clés pour commencer à maintenir votre motivation et à garder le cap, mais il existe d'autres stratégies qui peuvent vous aider à développer une résilience mentale et à surmonter les défis psychologiques.

Une autre stratégie pour surmonter ces défis mentaux est de pratiquer la gratitude. Prendre le temps chaque jour pour se concentrer sur les aspects positifs de votre parcours de perte de poids peut vous aider à maintenir une attitude positive, même lorsque les choses deviennent difficiles. Faites une liste des choses pour lesquelles vous êtes reconnaissant, que ce soit les progrès que vous avez réalisés jusqu'à présent, le soutien que vous recevez de vos proches ou les bienfaits que vous ressentez sur votre santé. En cultivant la gratitude, vous développerez une perspective plus optimiste et vous serez mieux équipé pour surmonter les moments de découragement.

Un autre défi psychologique souvent rencontré est la peur de l'échec. Il est parfaitement normal de craindre de ne pas atteindre vos objectifs de perte de gras, mais il est important de ne pas laisser cette peur vous paralyser. Au lieu de cela, utilisez-la comme une motivation pour continuer à vous améliorer. Faites preuve de compassion envers vous-même et rappelez-vous que chaque jour est une nouvelle opportunité de faire mieux. Fixez-vous des objectifs réalistes et mesurez votre succès en fonction des progrès que vous faites, quel que soit leur ampleur. Chaque petit pas compte et vous rapproche de votre objectif final.

La gestion de l'auto-sabotage est également essentielle pour maintenir une attitude positive. Il est courant de se trouver des excuses ou de se saboter soi-même en se laissant aller à des comportements alimentaires malsains ou en sautant des séances d'entraînement. La clé pour surmonter cela est de prendre conscience de vos schémas de comportement autodestructeur et de trouver des moyens de les contourner. Par exemple, si vous avez tendance à grignoter devant la télévision le soir, trouvez une alternative plus saine, comme mâcher des légumes croquants ou boire une tisane relaxante. Identifiez vos déclencheurs et trouvez des moyens de les remplacer par des habitudes positives.

Enfin, n'oubliez pas que la patience est une vertu. La perte de gras efficace et durable ne se fait pas du jour au lendemain. Cela demande du temps, de la persévérance et de la détermination. Il est normal de rencontrer des plateaux ou de voir des résultats plus lents que prévu. Gardez à l'esprit que chaque corps est différent et que votre voyage peut prendre plus de temps que quelqu'un d'autre. Célébrez chaque petite victoire et mesurez votre succès en fonction de votre bien-être général plutôt que de votre apparence physique.

En conclusion, il est essentiel de développer une force mentale et de surmonter les défis psychologiques pour réussir à perdre du gras efficacement. En pratiquant la gratitude, en surmontant la peur de l'échec, en gérant l'auto-sabotage et en cultivant la patience, vous serez mieux équipé pour maintenir une attitude positive et atteindre vos objectifs de perte de poids. Continuez à mettre en pratique ces stratégies et souvenez-vous que chaque pas en avant compte. Vous êtes sur la voie du succès, alors continuez à avancer avec détermination et confiance, car vous avez le pouvoir de transformer votre vie.

Chapitre 7

Trouver un soutien social et familial

Apprenez comment votre entourage peut influencer votre réussite dans la perte de poids et comment trouver un soutien adéquat.

Lorsque vous entreprenez un voyage vers la perte de poids, il est essentiel de comprendre l'importance du soutien social et familial dans votre parcours. Votre entourage peut jouer un rôle déterminant dans votre réussite, car il peut influencer vos choix, votre motivation et votre résistance face aux difficultés.

Tout d'abord, il est essentiel de reconnaître que votre entourage peut avoir une influence positive ou négative sur vos efforts de perte de poids. Il est important de vous entourer de personnes qui vous soutiennent et vous encouragent dans votre quête de santé et de bien-être. Ces personnes peuvent être des membres de votre famille, des amis proches ou même des collègues de travail bienveillants.

Le soutien social peut se manifester de différentes manières. Tout d'abord, le simple fait de partager vos objectifs de perte de poids avec vos proches peut être un premier pas vers la réussite. En expliquant vos motivations et vos aspirations, vous permettez à votre entourage de mieux comprendre vos choix et de vous soutenir dans votre démarche.

En outre, il est important de rechercher un soutien adéquat auprès de votre famille et de vos amis. Ceci peut être réalisé à travers des discussions ouvertes et honnêtes, où vous partagez vos défis et vos réussites. Votre entourage peut vous offrir des conseils, des encouragements et une motivation supplémentaire lorsque vous en avez le plus besoin.

En outre, il est crucial de trouver des compagnons d'entraînement ou des partenaires d'exercice parmi vos proches. Faire du sport avec un ami ou un membre de votre famille peut rendre l'expérience plus agréable et stimulante. Vous pouvez vous soutenir mutuellement dans vos efforts, fixer des objectifs communs et célébrer vos victoires ensemble.

Cependant, il est également important de reconnaître que parfois, votre entourage peut ne pas être aussi soutenant que vous le souhaiteriez. Certaines personnes peuvent manifester de la résistance ou ne pas comprendre vos choix de vie saine. Dans ces situations, il est crucial de rester fidèle à vous-même et de ne pas laisser les opinions négatives vous décourager.

Si vous rencontrez des difficultés pour trouver un soutien adéquat dans votre entourage, ne désespérez pas. Il existe de nombreuses autres ressources qui peuvent vous apporter un soutien extérieur. Les groupes communautaires, les forums en ligne, les blogs spécialisés et les réseaux sociaux peuvent offrir un soutien précieux, des conseils d'experts et une communauté de personnes partageant les mêmes aspirations.

En conclusion, trouver un soutien social et familial solide est essentiel lorsque vous essayez de perdre du poids de manière durable. Votre entourage peut influencer vos choix, votre motivation et votre capacité à faire face aux défis. En partageant vos objectifs, en sollicitant leur soutien et en trouvant des compagnons d'entraînement, vous augmentez vos chances de réussite. Dans la deuxième moitié de ce chapitre, nous explorerons en détail différentes façons de trouver un soutien adéquat et d'entretenir des relations positives avec votre entourage. Restez à l'écoute pour découvrir comment tirer le meilleur parti de la force de votre entourage !Dans la deuxième moitié de ce chapitre, nous continuerons à explorer différentes façons de trouver un soutien adéquat et d'entretenir des relations positives avec votre entourage pour vous aider à atteindre vos objectifs de perte de poids durable.

Une des manières les plus efficaces de trouver un soutien social et familial est de rechercher des personnes qui partagent les mêmes aspirations et qui sont elles-mêmes engagées dans un mode de vie sain. Rejoindre des groupes de soutien ou des clubs de sport locaux peut vous permettre de rencontrer des personnes qui comprennent vos défis et qui peuvent vous offrir des conseils et des encouragements précieux. Ces communautés vous offriront également un environnement sain et stimulant où vous pourrez vous entraîner ensemble et partager vos réussites.

Les ressources en ligne peuvent également être une excellente source de soutien, surtout si vous rencontrez des difficultés pour trouver un soutien adéquat dans votre entourage. Les forums en ligne, les blogs spécialisés et les réseaux sociaux dédiés à la perte de poids peuvent vous permettre de vous connecter avec d'autres personnes qui vivent les mêmes défis et les mêmes succès que vous. Vous pourrez ainsi échanger des conseils d'experts, des recettes saines et des encouragements mutuels pour rester motivé tout au long de votre parcours.

N'oubliez pas également que votre soutien social et familial ne se limite pas à des discussions sur la perte de poids. Il est important de maintenir des liens forts et des relations positives avec vos proches en dehors de cet objectif commun. Passez du temps de qualité avec vos amis et votre famille, échangez sur des sujets qui vous passionnent tous les deux et offrez votre soutien dans d'autres aspects de la vie quotidienne. En renforçant ces relations, vous créerez des bases solides pour un soutien durable tout au long de votre parcours de perte de poids.

Enfin, rappelez-vous que vous êtes le maître de votre propre destin et que vous avez le pouvoir de choisir qui fait partie de votre cercle de soutien. Si vous rencontrez des personnes qui sont négatives, décourageantes ou qui ne soutiennent pas vos choix de vie saine, il est important de vous éloigner d'elles autant que possible. Entourez-vous de personnes positives, bienveillantes et encourageantes qui vous aideront à rester sur la bonne voie et à atteindre vos objectifs.

En conclusion, trouver un soutien social et familial solide est essentiel pour une perte de poids durable. En recherchant des personnes qui partagent vos aspirations, en utilisant des ressources en ligne et en entretenant des relations positives avec votre entourage, vous augmenterez vos chances de réussite. Rappelez-vous que vous êtes maître de votre propre destin et que vous avez le pouvoir de choisir qui vous entoure. Restez fidèle à vos objectifs et entourez-vous de personnes qui vous soutiendront dans votre parcours de santé et de bien-être.

Chapitre 8

Dépasser les plateaux de perte de poids

Découvrez des solutions pour surmonter les plateaux de perte de poids et continuer à progresser vers vos objectifs.

Lorsque nous entamons un voyage vers une perte de poids durable, nous sommes souvent remplis de motivation et de détermination. Au début, les kilos superflus semblent fondre rapidement, nous encourageant à poursuivre nos efforts. Cependant, après un certain temps, il arrive souvent que notre progression ralentisse, voire stagne complètement. C'est à ce moment que nous atteignons un plateau de perte de poids.

Les plateaux de perte de poids peuvent être décourageants et déstabilisants, mais ils font partie intégrante de notre parcours vers une meilleure santé et un corps plus sain. Cependant, n'ayez crainte, car il existe des moyens efficaces de les surmonter et de continuer à avancer vers vos objectifs.

Tout d'abord, il est essentiel de comprendre pourquoi les plateaux de perte de poids se produisent. Notre corps est un système complexe et adaptatif, et il a tendance à s'ajuster aux changements que nous opérons dans notre alimentation et notre activité physique. Lorsque nous perdons du poids, notre métabolisme ralentit progressivement, ce qui signifie que nous brûlons moins de calories au repos. Cela peut rendre plus difficile de continuer à perdre du poids de manière linéaire.

Pour dépasser un plateau de perte de poids, nous devons donc adopter de nouvelles stratégies. L'une des premières choses à faire est de revoir notre régime alimentaire. Même si nous pensons manger sainement, il est possible que certaines habitudes alimentaires nous empêchent d'atteindre nos objectifs. Faire le point sur nos portions, réduire notre consommation de sucres ajoutés et d'aliments transformés peut aider à relancer notre métabolisme.

Ensuite, il est essentiel de diversifier notre programme d'exercices. Notre corps s'adapte aux mêmes mouvements répétés, il est donc primordial de varier notre routine d'entraînement. Introduire de nouveaux exercices, alterner entre cardio et renforcement musculaire, ou encore essayer des activités physiques différentes peut stimuler notre métabolisme et nous aider à brûler davantage de calories.

Par ailleurs, ne négligeons pas notre sommeil et notre gestion du stress. Le manque de sommeil et le stress chronique peuvent perturber notre équilibre hormonal, entraînant une diminution du métabolisme et des difficultés à perdre du poids. Veillons donc à accorder une importance suffisante à notre repos et à adopter des techniques de gestion du stress, telles que la méditation ou le yoga.

Enfin, il est crucial de rester motivé et persévérant. Les plateaux de perte de poids sont une étape normale de notre cheminement, et il est essentiel de ne pas baisser les bras. Fixez-vous de petits objectifs réalistes, mesurez votre progression sous différents angles (avec des photos ou des mesures) et entourez-vous de personnes positives qui vous soutiendront dans votre démarche.

Et voilà, vous étiez sur le point de découvrir les stratégies les plus efficaces pour surmonter les plateaux de perte de poids. Mais comme promis, nous garderons cette partie en suspens pour le moment! La suite de ce chapitre vous réserve encore de précieux conseils, des histoires inspirantes et des solutions innovantes pour vous aider à franchir ces obstacles. Restez donc attentifs et ne manquez pas la prochaine partie qui vous apportera toutes les réponses que vous attendez.

Fin du premier volet du Chapitre 8 - Dépasser les plateaux de perte de poids. Dans la première moitié de ce chapitre, nous avons exploré les raisons pour lesquelles nous atteignons des plateaux de perte de poids et les stratégies de base pour les surmonter. Maintenant, dans la seconde moitié de ce chapitre, nous vous présenterons des astuces supplémentaires pour vous aider à continuer à progresser vers vos objectifs de perte de poids durable.

Un moyen efficace de stimuler votre métabolisme et de dépasser un plateau de perte de poids est d'incorporer des entraînements en intervalles à haute intensité (HIIT) dans votre routine d'exercice. Ce type d'entraînement, caractérisé par des périodes d'effort intense suivies de périodes de récupération, est éprouvé pour augmenter la dépense calorique et améliorer la capacité cardiovasculaire. En intégrant régulièrement des séances de HIIT dans votre programme d'entraînement, vous pouvez briser la stagnation de votre perte de poids et continuer à progresser.

En plus des entraînements intenses, n'oubliez pas de faire de l'exercice de manière régulière et cohérente. Le fait d'être actif chaque jour, que ce soit par le biais de promenades, de séances d'entraînement en salle de sport ou de cours collectifs, contribuera à maintenir votre métabolisme en marche. Variez également les types d'exercices que vous pratiquez, en incluant des activités qui sollicitent différents groupes musculaires. Cela vous aidera à brûler davantage de calories et à maintenir une progression constante vers vos objectifs de perte de poids.

En ce qui concerne votre régime alimentaire, assurez-vous de consommer suffisamment de protéines. Les protéines sont essentielles pour la construction et la réparation des muscles, et aident également à réguler la faim. En incorporant des sources de protéines maigres comme le poulet, le poisson, les œufs et les légumineuses dans vos repas, vous pouvez maintenir votre masse musculaire tout en stimulant votre métabolisme.

De plus, ne négligez pas l'importance de rester hydraté. La déshydratation peut ralentir votre métabolisme et rendre plus difficile la perte de poids. Assurez-vous de boire suffisamment d'eau tout au long de la journée, et n'hésitez pas à inclure des boissons hydratantes comme le thé vert ou l'eau citronnée dans votre routine quotidienne.

Enfin, prenez le temps de vous détendre et de vous reposer. Un sommeil de qualité est essentiel pour réguler vos hormones et maintenir un métabolisme sain. Essayez de développer une routine de sommeil régulière, en évitant les stimulants comme la caféine avant d'aller vous coucher, et en créant un environnement propice à un sommeil réparateur.

En conclusion, dépasser les plateaux de perte de poids peut sembler difficile, mais en suivant ces astuces supplémentaires, vous pouvez continuer à progresser vers vos objectifs. N'oubliez pas de diversifier votre programme d'exercices, de revoir votre régime alimentaire en incluant des protéines et de rester hydraté. Accordez également une attention particulière à votre sommeil et à votre repos. Avec persévérance et détermination, vous surmonterez les plateaux et continuerez à avancer vers une perte de poids durable.

Cela marque la fin de ce chapitre. Dans le prochain chapitre, nous aborderons une autre facette de la perte de poids durable. Restez donc à l'écoute et continuez ce voyage enrichissant vers une meilleure santé et un corps plus sain.

Chapitre 9

Gérer les émotions et le stress

Dans notre quête pour perdre du gras efficacement, il est essentiel de prendre en compte l'impact des émotions et du stress sur notre parcours. Apprendre à gérer ces aspects de manière saine et constructive peut grandement contribuer à maintenir notre perte de poids durablement. Dans ce chapitre, nous allons explorer différentes stratégies pour y parvenir.

La relation entre les émotions et l'alimentation est souvent complexe. Nombreuses sont les personnes qui ont recours à la nourriture pour apaiser leur stress ou pour faire face à des émotions négatives. Cependant, cette habitude peut compromettre nos efforts de perte de gras. Il est donc primordial d'apprendre à gérer nos émotions d'une manière qui ne nous pousse pas vers la nourriture.

Une première étape importante est la conscientisation de nos émotions. Prenez le temps de reconnaître et d'identifier ce que vous ressentez. Si vous vous sentez triste, en colère ou anxieux, reconnaissez ces émotions. La prise de conscience est le premier pas vers une gestion saine de vos émotions.

Une fois que vous êtes conscients de vos émotions, il est temps de trouver des alternatives positives pour les gérer. L'exercice physique est l'un des moyens les plus efficaces pour libérer les tensions émotionnelles et réduire le stress. Que ce soit une séance d'entraînement intense, une marche en plein air ou une pratique de yoga apaisante, l'activité physique peut vous aider à faire face à vos émotions de manière saine.

En parallèle, il est essentiel de trouver des techniques de relaxation qui vous conviennent. La méditation, la respiration profonde et la pleine conscience sont des outils puissants pour calmer l'esprit et réduire le stress. Prenez quelques minutes chaque jour pour vous détendre et vous recentrer, cela vous aidera à éviter de vous tourner vers la nourriture en période de stress.

Un autre aspect crucial est de développer des compétences en gestion du temps. Le stress peut souvent être lié à des échéances serrées ou à une mauvaise organisation, ce qui peut créer une pression supplémentaire pour atteindre vos objectifs de perte de gras. Apprenez à planifier votre emploi du temps de manière réaliste et à établir des priorités. Une gestion efficace du temps vous permettra de réduire le stress et de mieux contrôler vos émotions.

Enfin, entourez-vous d'un réseau de soutien solide. Parlez de vos émotions et de votre stress avec des amis proches ou des membres de votre famille. Ils peuvent apporter une oreille attentive et des conseils précieux. Si nécessaire, n'hésitez pas à faire appel à un professionnel de la santé mentale qui pourra vous aider à développer des mécanismes de gestion du stress adaptés à votre situation spécifique.

En conclusion provisoire de cette première partie du chapitre, apprendre à gérer ses émotions et à faire face au stress de manière saine est indispensable pour soutenir notre perte de gras. En prenant conscience de nos émotions, en trouvant des alternatives positives pour les gérer et en développant des compétences en gestion du temps, nous sommes mieux équipés pour maintenir notre perte de poids sur le long terme.

Continuez votre lecture pour découvrir la deuxième partie de ce chapitre où nous explorerons d'autres techniques et stratégies pour gérer efficacement vos émotions et votre stress. Les clés du succès vous attendent à chaque tournant, alors préparez-vous à plonger dans la suite de cette exploration captivante. Dans la deuxième moitié de ce chapitre, nous continuerons à explorer différentes techniques et stratégies pour gérer efficacement vos émotions et votre stress, afin de maintenir votre perte de gras sur le long terme.

Une des techniques clés pour faire face au stress et aux émotions est la pratique de la pleine conscience. En étant pleinement présent dans le moment présent, vous pouvez vous détacher des pensées négatives et vous concentrer sur vos sensations physiques et émotionnelles. La pleine conscience peut être pratiquée à tout moment de la journée, que ce soit en mangeant, en prenant une douche ou même en lavant la vaisselle. Laissez les distractions de côté et concentrez-vous sur chaque instant. Cela peut vous aider à réduire le stress et à faire face aux émotions de manière plus équilibrée.

En plus de la pleine conscience, il est également important de trouver des activités qui vous procurent du plaisir et vous permettent de vous détendre. Que ce soit la lecture, le jardinage, la peinture ou la danse, trouvez une activité qui vous permet de vous évader et de vous ressourcer. Prenez du temps pour vous, même si ce n'est que quelques minutes par jour, et faites quelque chose qui vous rend heureux et détendu. Cela vous aidera à mieux gérer les émotions négatives et à réduire le stress.

Une autre stratégie efficace pour faire face aux émotions et au stress est d'établir des limites saines. Apprenez à dire non lorsque vous vous sentez débordé ou que vous n'avez pas suffisamment de temps pour vous. Il est important de vous accorder du temps pour vous reposer, vous ressourcer et prendre soin de vous. Fixez des limites claires avec les autres et ne vous laissez pas submerger par les attentes des autres. En prenant soin de vous, vous serez mieux équipé pour faire face aux émotions et au stress de manière saine.

Enfin, il est essentiel de pratiquer l'auto-compassion tout au long de votre parcours de perte de gras. Soyez gentil avec vous-même et pardonnez-vous lorsque vous faites des erreurs ou avez des rechutes. La perte de poids durable n'est pas un chemin linéaire et il est normal de faire face à des défis. Soyez patient avec vous-même et continuez à avancer. Faites preuve de bienveillance envers vous-même, comme vous le feriez envers un ami cher.

En conclusion, la gestion des émotions et du stress est une étape essentielle pour soutenir votre perte de gras de manière durable. En pratiquant la pleine conscience, en trouvant des activités plaisantes, en établissant des limites saines et en faisant preuve d'auto-compassion, vous serez mieux équipé pour faire face aux émotions et au stress tout en maintenant vos objectifs de perte de poids. Continuez à lire pour découvrir d'autres astuces et techniques dans les prochains chapitres qui vous aideront à atteindre votre plein potentiel et à transformer votre vie pour de bon.

Il est temps maintenant de mettre en pratique tout ce que vous avez appris jusqu'à présent. Mettez-le en action et laissez les clés du succès vous ouvrir les portes vers une vie plus saine et une perte de gras efficace. Ne laissez pas les émotions négatives et le stress compromettre vos objectifs. Continuez à avancer, un pas à la fois, et vous verrez les résultats que vous méritez. Sur cette note inspirante, bonne chance dans votre voyage vers une vie plus saine et épanouissante!

Chapitre 10

Maintenir votre perte de poids à long terme

Lorsque vous avez réussi à perdre du gras efficacement en adoptant de nouvelles habitudes durables, maintenir cette perte de poids sur le long terme peut sembler tout aussi important et, parfois, encore plus difficile. Ce dernier chapitre vous guide sur la façon de maintenir votre perte de poids obtenue en adoptant de nouvelles habitudes durables.

Maintenant que vous avez atteint votre objectif initial de perte de poids, il est temps de consolider vos efforts et de faire en sorte que cette réussite soit durable. La clé pour maintenir votre poids à long terme réside dans la consolidation de vos nouvelles habitudes alimentaires et de vie. Voici quelques conseils pour vous aider.

Tout d'abord, il est essentiel de continuer à suivre un régime alimentaire équilibré et riche en nutriments. Évitez de revenir à vos anciennes habitudes alimentaires, car cela pourrait entraîner un regain de poids. Optez plutôt pour une alimentation variée, comprenant des fruits, des légumes, des protéines maigres et des grains entiers. N'oubliez pas de boire suffisamment d'eau pour maintenir une bonne hydratation.

Ensuite, maintenez une activité physique régulière. L'exercice joue un rôle important dans la gestion du poids. Trouvez des activités physiques que vous appréciez et qui correspondent à votre routine. Que ce soit la natation, la course à pied, le yoga ou la danse, intégrez-les à votre emploi du temps et faites de l'exercice de manière régulière.

En parallèle, il est crucial de surveiller votre poids régulièrement. Cela vous permettra de repérer tout changement et de prendre rapidement des mesures si nécessaire. Cependant, gardez à l'esprit que le poids peut fluctuer naturellement d'un jour à l'autre, il est donc important de ne pas se focaliser uniquement sur les chiffres. Évaluez plutôt votre santé globale, votre niveau d'énergie et votre bien-être.

Un autre aspect à prendre en considération est la gestion du stress. Le stress peut entraîner des envies alimentaires et perturber vos efforts pour maintenir votre perte de poids. Trouvez des techniques de gestion du stress qui vous conviennent, comme la méditation, le yoga, la lecture ou toute autre activité apaisante. Prenez également le temps de vous détendre et de vous reposer suffisamment.

Enfin, entourez-vous de soutien. Parlez de vos objectifs à vos proches et demandez-leur leur soutien. Rejoignez des groupes de soutien en ligne ou locaux, où vous pourrez partager vos réussites, vos défis et obtenir des conseils supplémentaires. Avoir des personnes qui vous encouragent et vous motivent peut faire toute la différence dans votre parcours de maintien de poids.

En résumé, maintenant que vous avez réussi à perdre du gras efficacement grâce à de nouvelles habitudes durables, il est essentiel de maintenir ces changements sur le long terme. Continuez à suivre un régime alimentaire équilibré, à faire de l'exercice régulièrement, à surveiller votre poids, à gérer votre stress et à vous entourer de soutien. Ces efforts combinés vous aideront à maintenir votre perte de poids et à vivre une vie saine et équilibrée.

Une fois que vous avez acquis de nouvelles habitudes durables pour perdre du gras efficacement, il est crucial de maintenir ces changements sur le long terme. Dans la première moitié de ce chapitre, nous avons abordé l'importance de suivre un régime alimentaire équilibré, de faire de l'exercice régulièrement, de surveiller votre poids, de gérer votre stress et de vous entourer de soutien. Dans la seconde moitié de ce chapitre, nous explorerons d'autres stratégies pour maintenir votre perte de poids à long terme.

Tout d'abord, il est essentiel de rester conscient de votre consommation alimentaire. Lorsque vous avez atteint votre objectif de perte de poids, il peut être tentant de se relâcher et de revenir à de mauvaises habitudes alimentaires. Cependant, pour maintenir votre perte de poids, il est important de continuer à manger de manière consciente et de faire des choix alimentaires sains. Soyez attentif à vos signaux de faim et de satiété, et évitez les excès alimentaires. Privilégiez les aliments riches en nutriments et évitez les aliments transformés et riches en calories vides.

Ensuite, il est important de continuer à bouger régulièrement. L'exercice physique joue un rôle clé dans la gestion du poids à long terme. Trouvez des activités physiques que vous appréciez et intégrez-les à votre routine quotidienne. Que ce soit la marche, le vélo, le yoga ou la musculation, l'important est de rester actif et de trouver du plaisir dans l'exercice. En plus de vous aider à maintenir votre poids, l'exercice physique a de nombreux autres bienfaits pour la santé, tels que l'amélioration de la santé cardiaque, la réduction du stress et l'augmentation de l'énergie.

Parallèlement à cela, il est important de maintenir une bonne qualité de sommeil. Le manque de sommeil peut perturber le métabolisme et augmenter les risques de prise de poids. Assurez-vous de dormir suffisamment chaque nuit et d'établir une routine de sommeil régulière. Évitez les distractions avant de vous coucher, comme les écrans d'ordinateur ou de téléphone, qui peuvent perturber votre rythme de sommeil. Un sommeil de qualité contribuera à maintenir votre perte de poids et à favoriser une meilleure santé globale.

En outre, il est essentiel de revoir régulièrement vos objectifs. À mesure que vous atteignez vos objectifs de perte de poids, il peut être utile de définir de nouveaux objectifs pour rester motivé. Cela peut inclure l'amélioration de votre forme physique, l'augmentation de votre force ou l'adoption de nouvelles activités physiques. Fixez-vous des objectifs réalistes et mesurables afin de pouvoir mesurer vos progrès et vous féliciter de vos réussites.

Enfin, ne négligez pas votre santé mentale. La santé mentale joue un rôle crucial dans votre bien-être global et peut avoir un impact sur votre capacité à maintenir votre perte de poids. Faites preuve d'auto-compassion et de bienveillance envers vous-même. Si vous traversez des périodes de découragement ou de frustration, n'hésitez pas à chercher du soutien auprès de professionnels de la santé mentale ou de groupes de soutien. Prenez également le temps de vous détendre et de pratiquer des activités qui vous procurent du plaisir et de la satisfaction.

En conclusion, maintenir votre perte de poids à long terme nécessite de la diligence et de la discipline, mais c'est un objectif tout à fait réalisable. En suivant ces conseils, vous pourrez consolider vos nouvelles habitudes durables et maintenir votre perte de poids. Restez conscient de votre consommation alimentaire, continuez à bouger régulièrement, veillez à votre sommeil, établissez de nouveaux objectifs, prenez soin de votre santé mentale et continuez à vous entourer de soutien. Continuez à faire preuve de persévérance et de détermination, et vous serez en mesure de maintenir une vie saine et équilibrée à long terme.